疾人精准康复服务行动康复协调员工作手册

看社区故事 学慢性病自我管理

中国残疾人联合会 康复部◆编

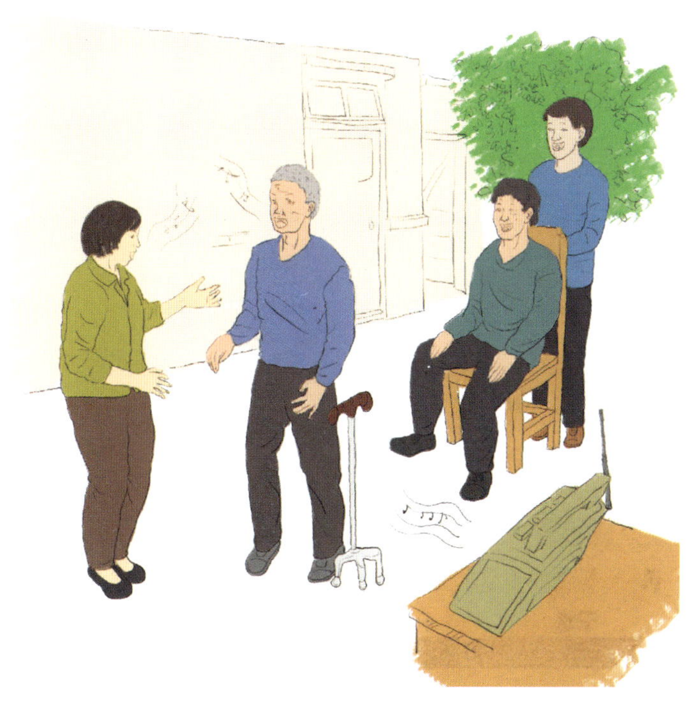

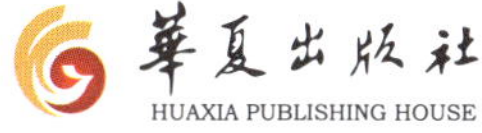

華夏出版社
HUAXIA PUBLISHING HOUSE

残疾人精准康复服务行动康复协调员工作手册

编辑委员会名单

鸣　　谢（以姓氏笔画为序）

石孔春　包颖懿　刘红艳　张　栩　张咏诗
况英强　肖少华　陈立吾　林国徽　桂　源
袁方园　黄　恩　常　华

本书作者

罗文波　魏国荣　梁秀贞　罗筱媛

我叫蔡伟杰，是一名类风湿关节炎患者。患病十多年来，不断到大医院接受治疗和检查，但病情时好时坏，症状总不能彻底消失，而且经常伴有体力下降、情绪低落、失眠等问题。在我的周围，经常会接触到一些有慢性病的乡亲，如患高血压、糖尿病、脑中风等病的人。他们也和我一样，不得不长期忍受着慢性病带来的痛苦，也曾不断寻找“灵丹妙药”或“神奇”的方法，但总是一次次地失望。

去年，乡镇医生燕姐参加了县里开办的慢性病自我管理培训班。她回来后，将几位患有慢性病的乡亲组织起来，教给我们具体做法，帮我们试着将“以疾病为中心”的生存状态调整为“以生活为中心”。

现在，我们的生活开心多了，因为我们有办法解决疾病带来的问题啦。

我的慢性病朋友

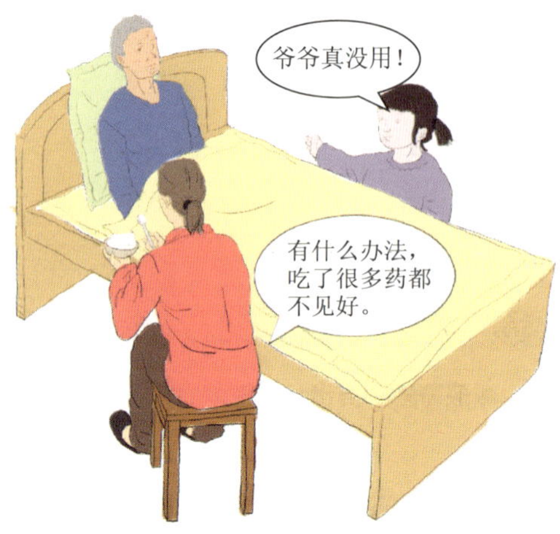

波叔：两年前中风后偏瘫。

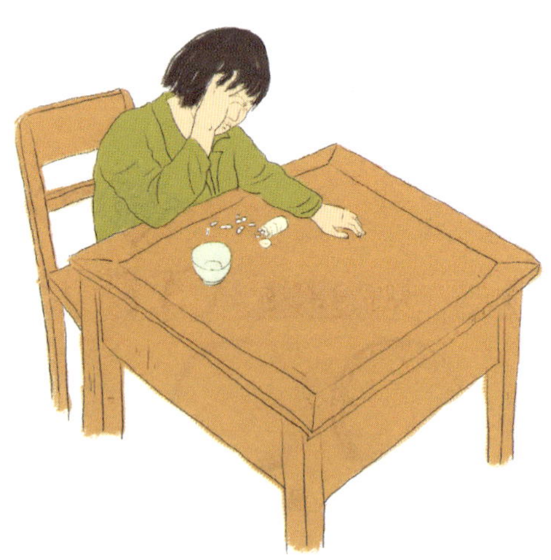

欣姨：多年的高血压患者。

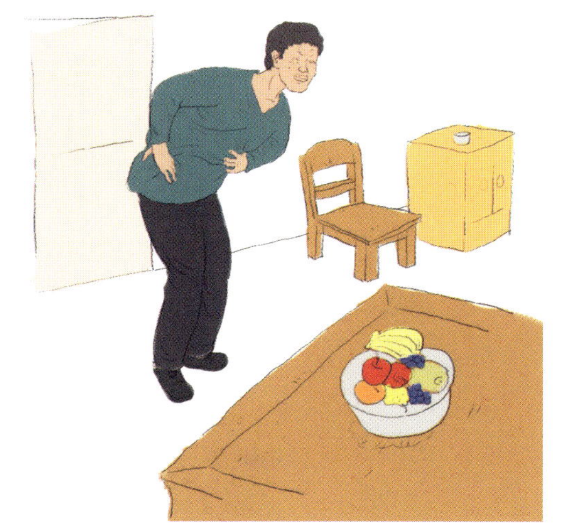

老李：慢性腰痛。

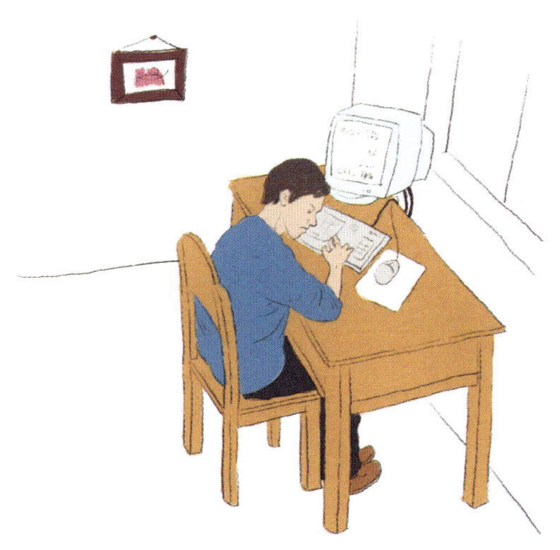

我患类风湿关节炎已经多年，看着自己变形的手发呆，多次上网找偏方、验方。

上面这些情形是我以前经常见到的，我曾经觉得无能为力。现在，我把大家召集到了波叔家。大家组成小组，在一起聊天，每人都说出自己的烦恼，彼此之间产生了共鸣，也交流了经验，建立起“自我管理”的信心。今后，小组成员之间还能相互鼓励、示范，提高战胜疾病的信心。

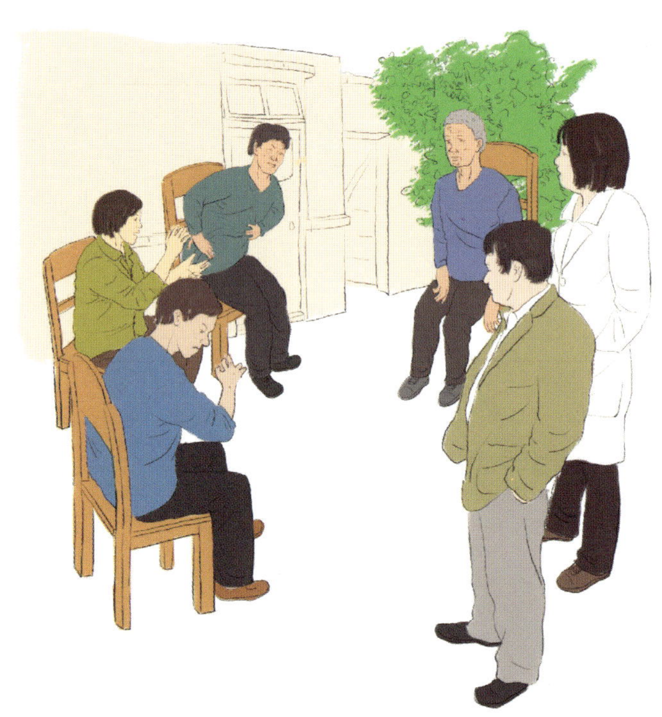

我和几个病友、燕姐坐在波叔的院子里。

大家说一说
慢性病带来
的改变。
行动不自如！
疼痛，
心里很烦！

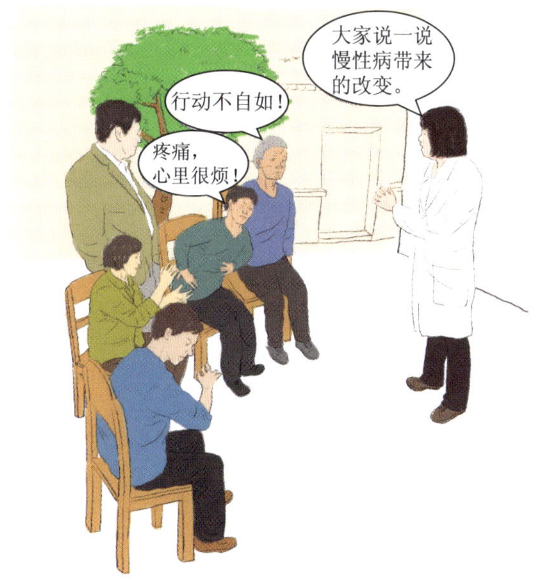

大家诉说慢性病带来的不便。

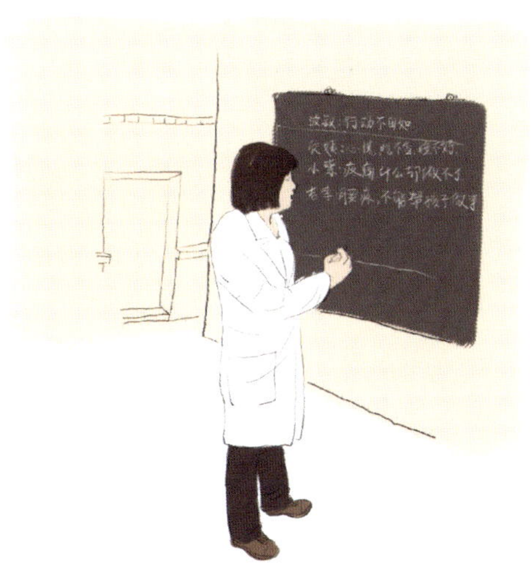

大家的病不同，各有各的困难，痛苦的心情都差不多。

紧接着，燕姐在黑板上贴了一张“症状恶性循环”的图，讲了慢性病会带来一连串的改变和问题，以及这些问题之间的联系。燕姐告诉我们，除了看医生之外，还有很多方法应对这些问题，比如调整生活习惯和改变日常生活安排等，为的是打破这个恶性循环。

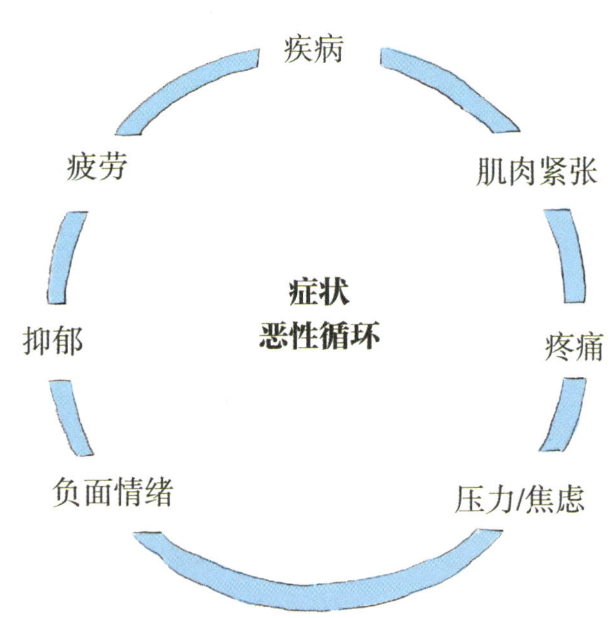

燕姐请大家说出自己最想解决的三个问题，然后用画“正”字的方法，了解哪些是大家最想解决的问题，再确定解决问题的先后顺序。

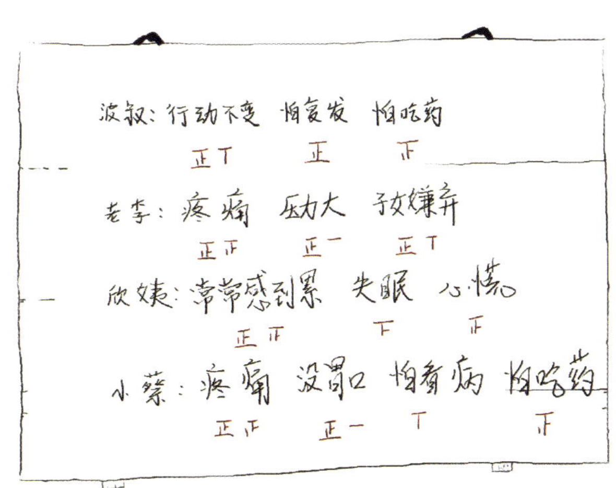

波叔：行动不便、怕复发、怕吃药。

老李：疼痛、压力大、子女嫌弃。

欣姨：常常感到累、失眠、心慌。

小蔡：疼痛、没胃口、怕看病、怕吃药。

原来疼痛是大部分人都关心的重要问题。

大家给予鼓励和肯定后，我们开始“认识”疼痛，并寻找解决的办法，还做了一些练习。

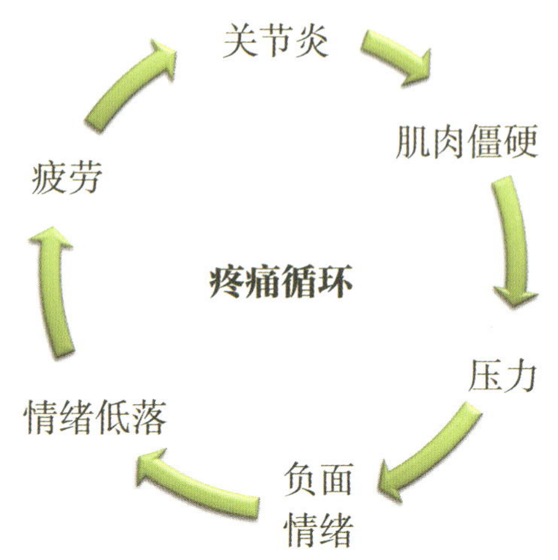

燕姐准备了一把豆子，要求每个人用豆子的数目表示疼痛的程度，最多拿10粒，粒数越多，表示疼痛越重。

小蔡：9粒；老李：7粒；欣姨：3粒；波叔：2粒。

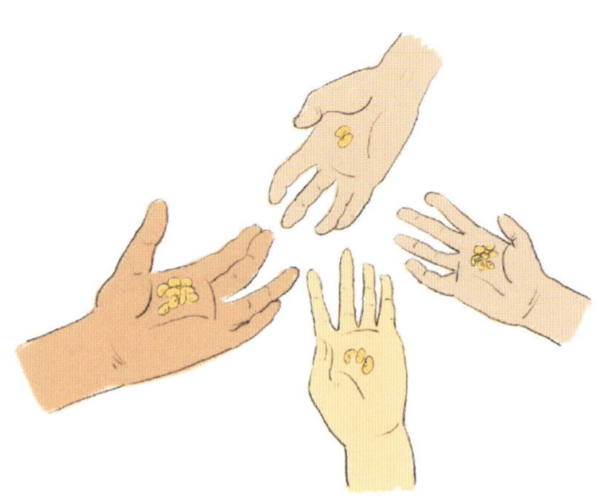

大家在一起比豆子的数目。波叔："平均一下，每人4粒，小蔡就没那么痛了。"

欣姨："我平时没那么痛，但胸口痛时就10粒都不止了。"

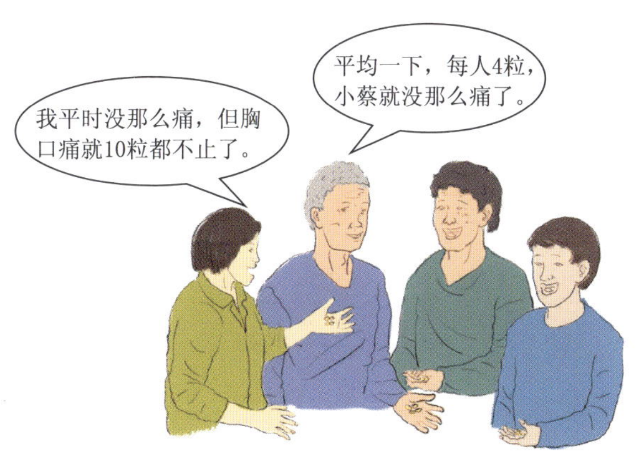

除了关注疼痛本身外，还要解决疼痛带来的其他问题。接下来要做的一个练习就是要打破上面的"疼痛循环"：我们把每一粒豆子想象成一个需要解决的问题，解决一个问题，就拿走一粒豆子，这样将每个人的豆子逐渐拿走。

大家一起讨论打破疼痛循环的方法

欣姨：吃药。

老李：休息好。

小蔡：理疗。

波叔：多做运动。

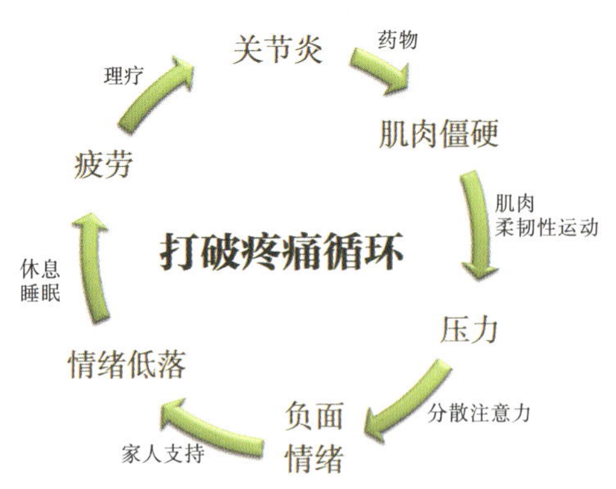

分散注意力的方法

分散注意的力个方法是把注意力从症状转移到其他事情上，可以分为行动和思想两类方法。看报、唱歌、下棋、打牌、做家务等，属于行动类方法；想戏文、计划未来、和熟悉的人谈谈心事等，属于思想类方法。分散注意力的方法，对短暂但令人厌烦的情况或症状，如疼痛、压力等有明显效果。

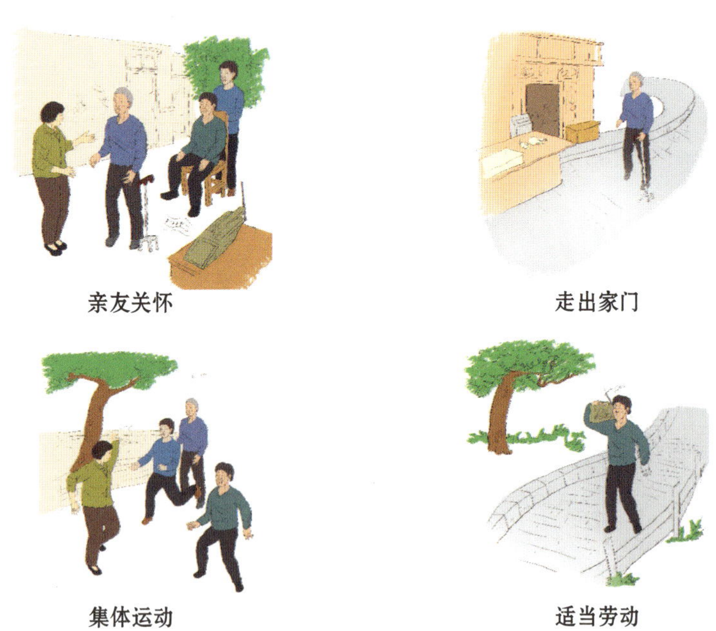

打破疼痛循环的方法。

我们一起做拉筋（伸展）的运动，然后分享做运动的良好效果和感受。

波叔："燕姐教我的拉筋方法真管用，拉筋后，我的腿轻松多了。"

欣姨："拉筋不治胸口痛，但胸口痛的时候，我还是要去看医生。"

老李："大家在一起好快乐，不那么经常感觉痛了。"

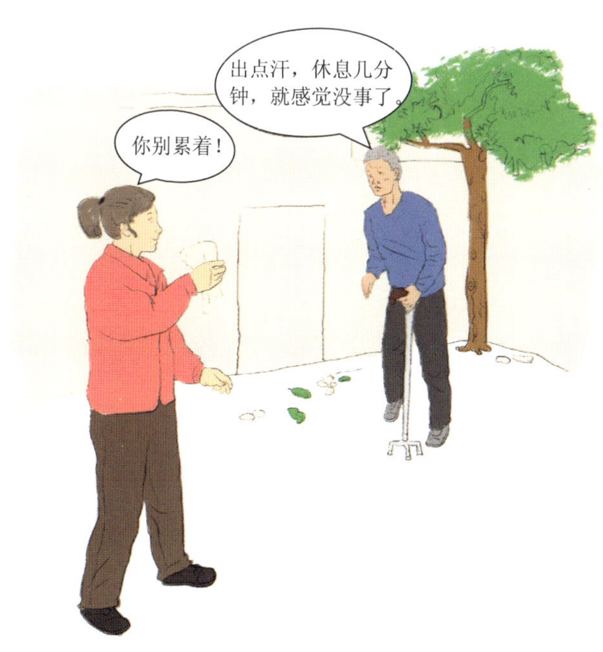

波叔自己在院子里练习走路。

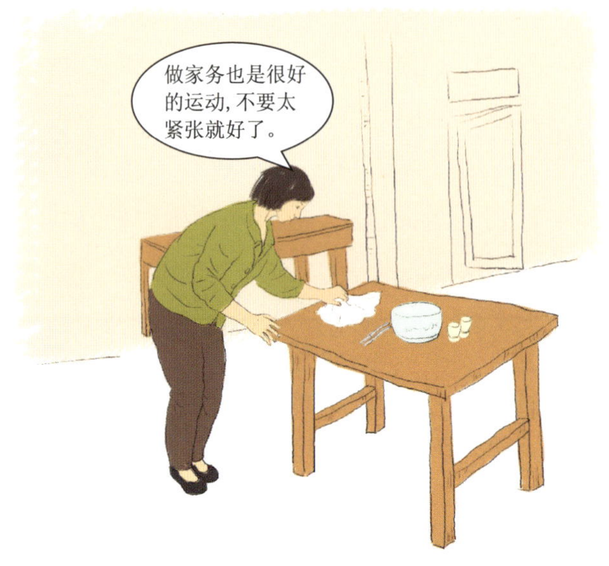

欣姨在做家务。

大家分享了安全地做运动的经验后，燕姐开始讲解自我评估运动强度的方法：

- 自觉吃力程度：将运动辛苦程度用0~10分来测量，0分为不吃力，10分为最辛苦，一般的运动强度应当在3~5分之间，以不感到疼痛或吃力为宜。

●说话测试：可以边做运动边唱歌或与人讲话。

●以0~10分（0分为不吃力，10分为很辛苦）为标准，一般的运动强度在3~5分之间最安全。

我今年56岁，安全心率就是114。
我吃减慢心率的药，我也可以那样计算吗？
不可以，你的是：休息时的心率+20，也就是85+20=105。

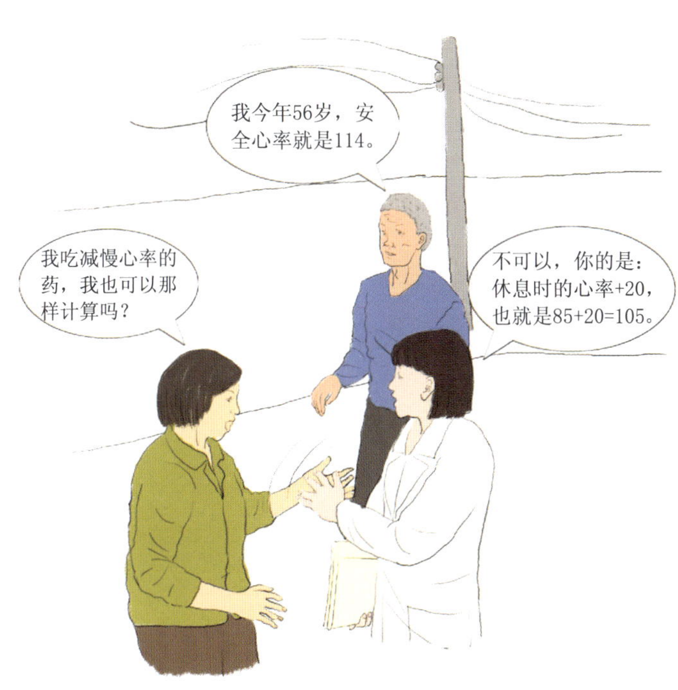

情绪管理

很多情况都会让人产生负面情绪。例如，总会有人担心“这个病根本治不好”，或者感到郁闷、紧张，或者手心冒汗、面红耳热。

负面情绪的表现有：不能集中精力、体重减轻、胃口差、失眠、觉得自己没有用、总爱发脾气、不愿意出门、哭泣、觉得活着没有意义。认识负面情绪，有利于找寻或尝试适合自己的解决办法。

“留意身体信号、叫停、聪明卡、自我提问、分散注意力”为情绪管理的五常法，还有就是要建立正常的生活秩序，做自己力所能及的事情，与同伴谈谈，这些都能帮助减轻负面的想法，进而改善负面的情绪。负面情绪的核心为负面思想，积极的思想可以通过正面的话语和行为得到增强。

想帮儿子干活儿，但腰痛得要死，心里不舒服。
我下半辈子离不开药，说不定哪一天心脏“不干活了”，想到这，我手心冒汗。
治疗一年多了，走路还是用拐杖，我自己也不争气。

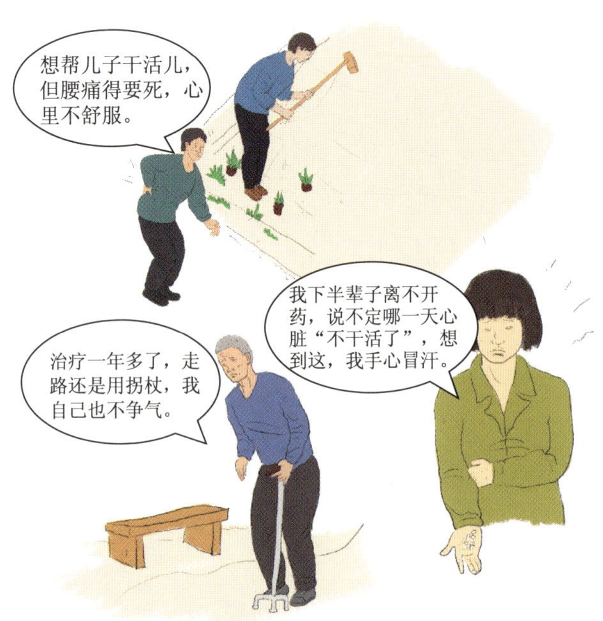

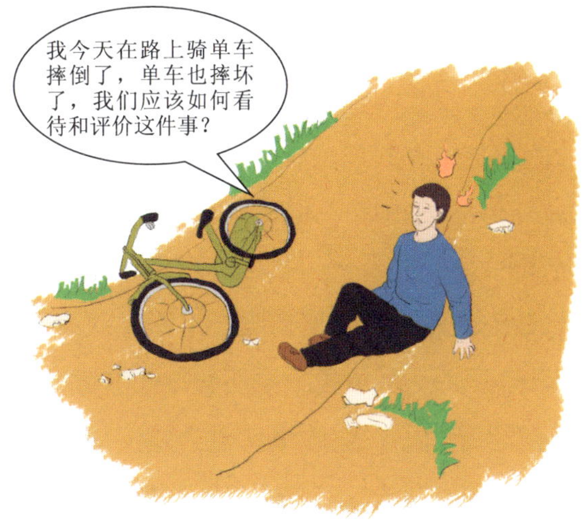
我今天在路上骑单车摔倒了，单车也摔坏了，我们应该如何看待和评价这件事？

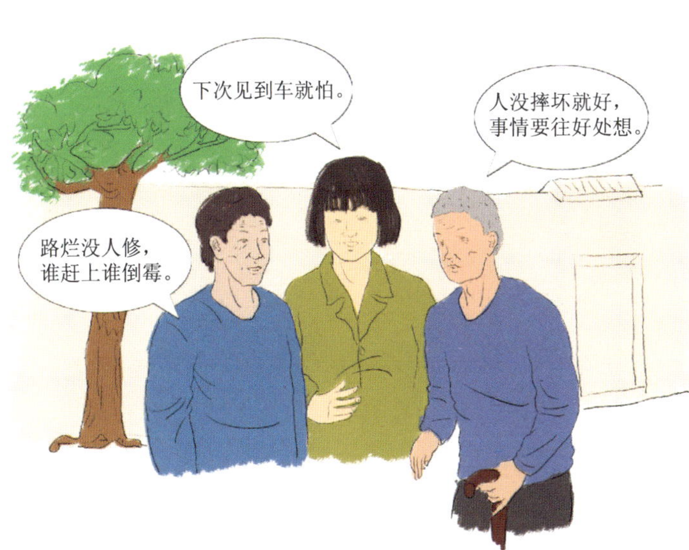
下次见到车就怕。
人没摔坏就好，事情要往好处想。
路烂没人修，谁赶上谁倒霉。

燕姐提议，当我们感觉到负面情绪时，可以用“叫停”的方式处理，可以让自己“休息一下”，或者让自己“赶紧去做一件紧急的事情”，也可以“出去消遣一下”，还可想一想，甚至写一写“我为什么不高兴”或者“这样我会更开心”。

另外，应对负面的情绪，很重要的是要减少不合理的观念。所以一定要问自己：第一，我这样想对自己有帮助吗？第二，我能够证明自己真的如此糟糕吗？第三，我有哪些理由反驳这些负面想法？第四，我的生活里还有哪些事情是重要的？

让自己变得理智起来，你的举动也会发生变化，重要的是让自己想出解决问题的办法，并且去尝试这些好办法。

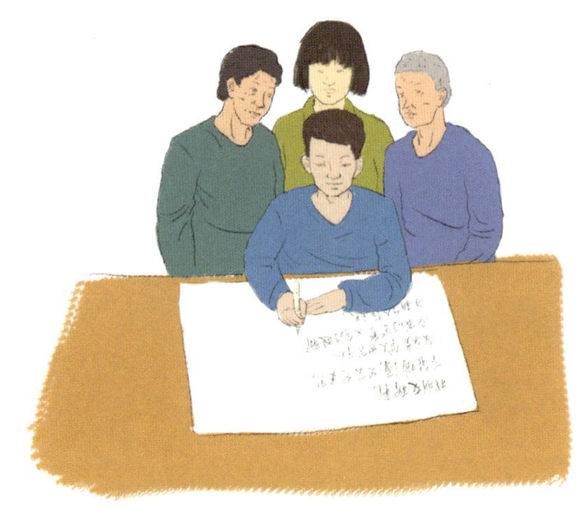

大家坐在一起讨论：遇到不良情绪时，我们怎么办？

小蔡在纸上写：找朋友聊聊可以解愁；喝酒只会“愁更愁”；做家务，帮助别人也开心；像我们这样一起聚聚，又有话题聊，可以解愁；保持与人接触，可以解愁。有了想法，就要有行动。

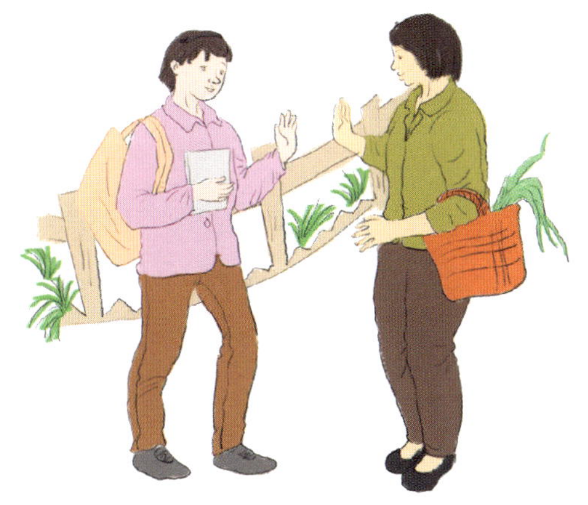

欣姨在街上与人打招呼。

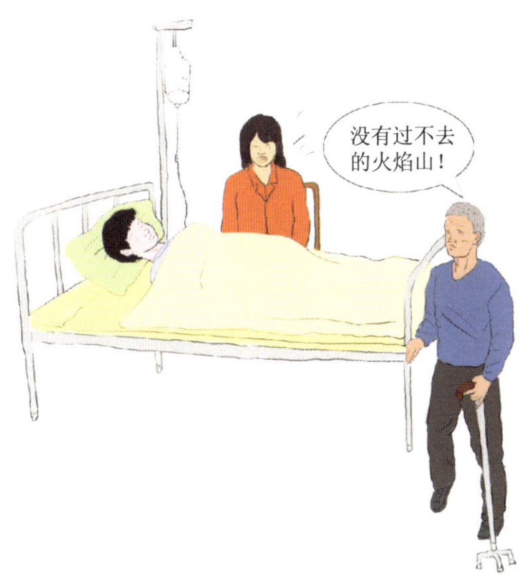

波叔邻居家的孩子住院了，波叔开导他们。

燕姐说，如果要改变生活模式，可以给自己制订一个每日常规活动表，还可以给自己写一个短期的行动计划。就像下面这个表格一样，按照时间顺序安排自己每天的生活内容，也记录一下完成某些活动需要的条件。例如，一个坐轮椅的朋友的日常生活。

时间段	活动内容	完成情况
6:30	起床、洗漱	独立
7:30	准备早餐	需要帮助，提前把早餐用品摆放在橱柜台上
8:00	早餐	独立
8:30	洗涮早餐用具	独立
9:00	去镇上参加小组分享会	需要帮助，推轮椅过门槛
11:00	准备午餐	需要帮助，同“准备早餐”
12:00	午餐	独立
12:45	午休	独立
13:30	去找波叔下棋	需要帮助，推轮椅过门槛
16:30	洗衣服	需要帮助
17:30	准备晚饭	需要帮助，同“准备早餐”
18:30	晚饭	独立
19:30	看电视，做体操	独立
21:30	洗漱	独立
22:30	关灯睡觉	独立

行动计划是短期的，但重点是要“制订和落实”。制订“行动计划”是自我管理的有效措施，是帮助我们实现心愿的工具，也是最重要的管理自己情绪的工具。

波叔：“那是什么呀？好像是一些高深的玩意儿。”

燕姐：“很简单，你们想想，有什么是你很希望做而且能做到的事情，并不是别人要你做的。”

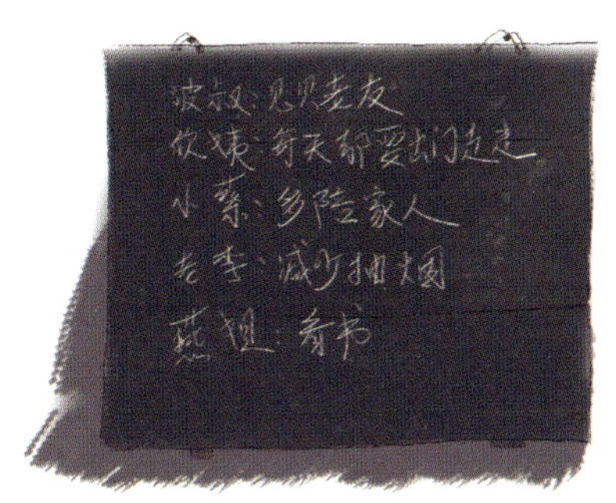

在行动计划里面，必须包括这些要素：

★ 自己想做的事情。

★ 可完成的事情。

必须回答的问题：

做什么？

做多少？

何时做？

每周做多少次？

信心指数（需要有7成或以上的信心）。

	做什么？	做多少？	何时做？	每周做多少次？	有7成或以上的信心
波叔					
欣姨					
燕姐					
老李					
小蔡					

经过反复考虑、斟酌之后，每个人都制订了自己的行动计划。大家商量着在接下来的一周里，要互相打电话或者多碰面进行沟通。

	做什么？	做多少？	何时做？	每周做多少次？	有7成或以上的信心
波叔	去村头见老友	每次1小时	上午	4次	9成信心
欣姨	从家走到村头	每天1次	上午	4次	7成信心
燕姐	看书	每次看一章	晚饭后	3次	7成信心
老李	少抽烟	只抽2支	饭后	5次	7成信心
小蔡	跟家人去公园	1小时	晚饭后	4次	8成信心

行动计划完成图

在接下来的一周里，天气一直不好，后来的几天还下起了雨，我真担心聚会时他们能否到齐。波叔这一周经常和老朋友通电话，商量如何解决生活中遇到的难题，他还鼓励大家完成行动计划，并提醒老朋友们要按时在欣姨家集合。一周很快就过去了，波叔和我一样期待着朋友们的再次聚会。

欣姨没能完成行动计划，原因是“太累了，耽误了联系的时间”。燕姐动员大家给欣姨出主意，讨论完成行动计划的策略和具体办法。

自我管理小组效果很好，大家一传十、十传百，越来越多的人参与了自我管理小组。

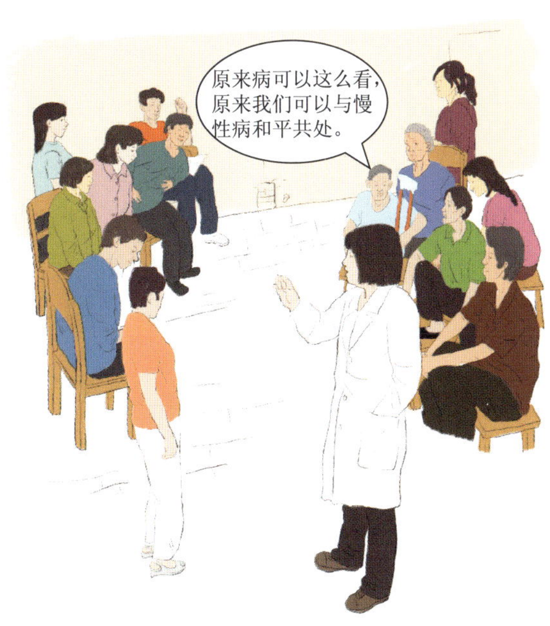

新参与的人：“原来病还有这么个治法，原来我们可以与慢性病和平共处。”

吃的有营养

今天，燕姐在村委会给村民办了一个“吃的有营养”的讲座。无论是否属于慢性病患者，拥有一个均衡的饮食结构是很重要的。她给我们介绍了一个健康饮食金字塔。

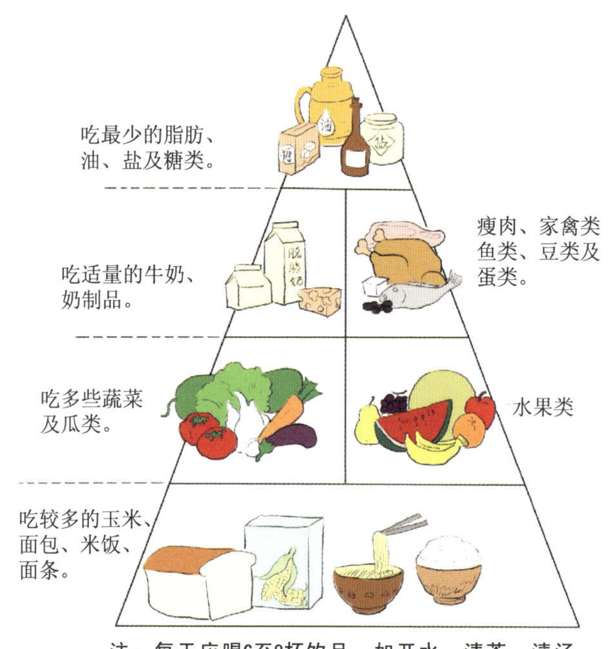

健康饮食金字塔

*资料取自香港卫生署中央健康政策组《健康地带》

大家开始热烈地讨论怎样才能把饮食金字塔运用到日常生活当中。

如何做到
健康饮食?
多吃青菜。
清淡些!
少吃炸的,
吃蒸的好些。
煲汤要去油。

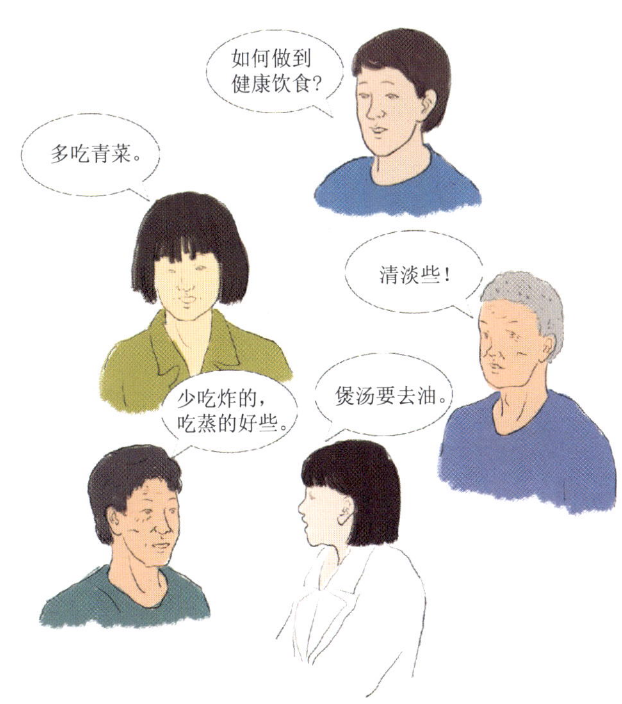

因每个人的饮食习惯不同，达到健康饮食或营养均衡饮食的要求需要逐步调整，要有计划地改变。

健康小法宝

此后，燕姐又举办了几次有关慢性疾病患者改善生活习惯的讲座。

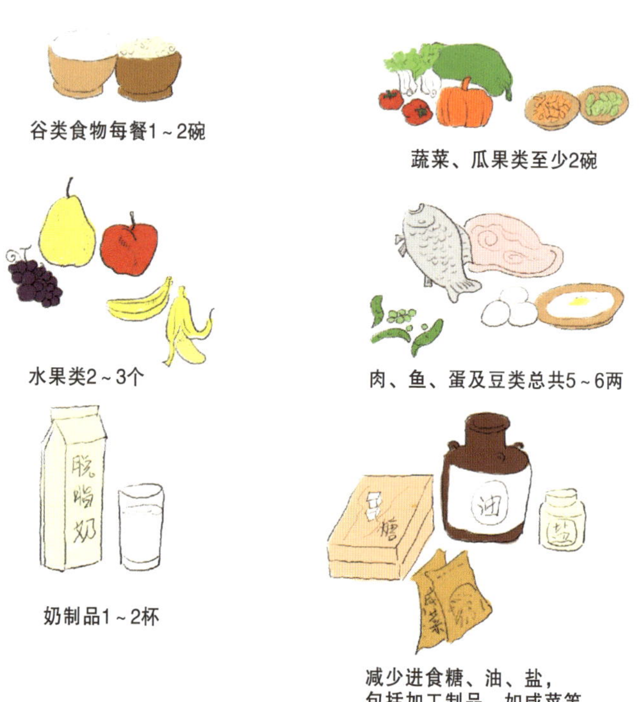

高血压患者的饮食建议。

“三二一口诀”——“三少二定一要多，少食多餐最稳妥”：少脂肪、少盐、少糖；定时、定量；多吃含高纤维素的食物。

糖尿病患者的饮食基础原则为均衡饮食，其他重要原则是定时定量，少食多餐。

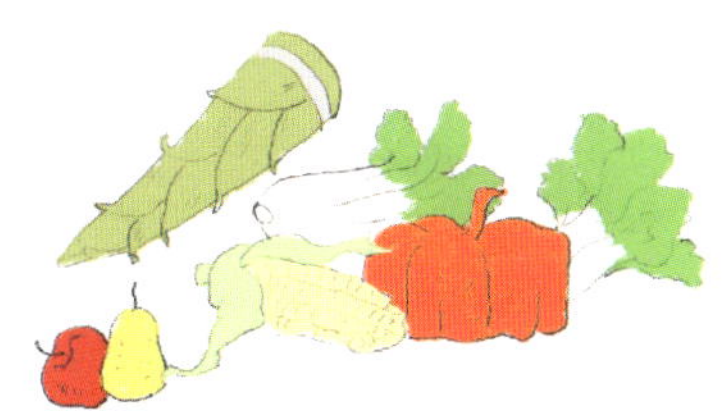

多吃含高纤维素的食物

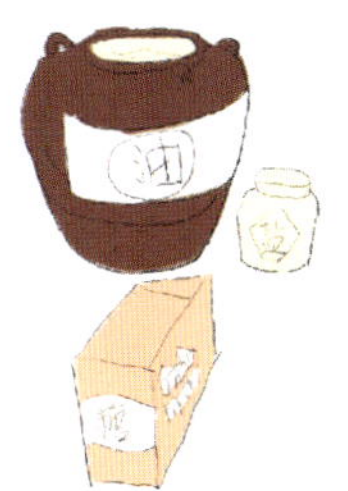

少脂肪、少盐、少糖

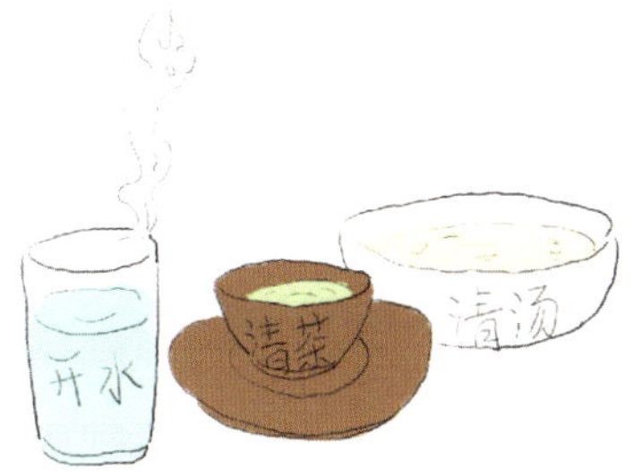

每天6～8杯流质饮品等

糖尿病患者的饮食建议

吸烟除了增加罹患癌症（肺癌 、喉癌、口腔癌、膀胱癌、胰腺癌及前列腺癌）、心脏病、支气管病的风险，男性还会增加性无能、不育的可能，女性患骨质疏松症的概率也会增加。

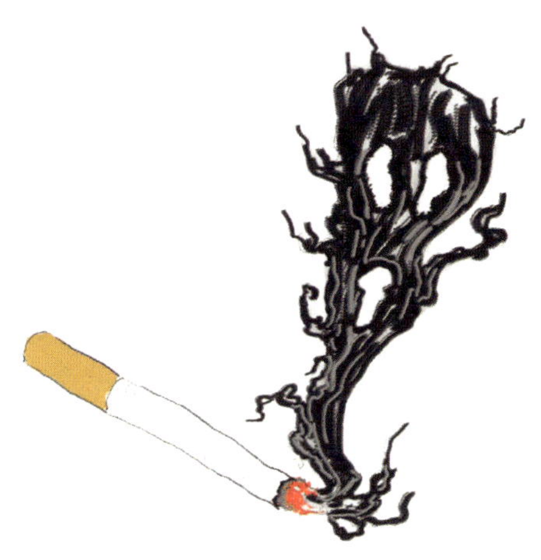

吸烟有害健康

小组及朋辈的重要性

到这里，聪明的您或许会发现，这本小册子跟其他的小册子介绍的内容有一点不同，那就是“自我管理”的概念会通过小组活动和朋辈的支持去实践。小组及朋辈的重要性就在于：

推动力、智囊团、彼此学习

朋辈是指一群说得来的人，这些人彼此是朋友，有类似的兴趣和相同的价值观，且认同彼此的行为方式，来到该群体有归属感。对慢性病的患者来说，朋辈大都是同样跟长期疾病打交道的“战友”。

因为拥有共同或类似的困难及挑战，在朋辈之间，大家较容易交流心事和产生共鸣，彼此可以获得情感的支持，有满足感和安全感，少了被排斥和不被理解的感受，从而有助于建立自尊心。

通过小组内的相处，大家可以接触到不同的思考方法和解决问题的技巧，在互相学习和多种信息的刺激下，可以展开思路，建立多元化的思考方式，获得解决困难的方法。

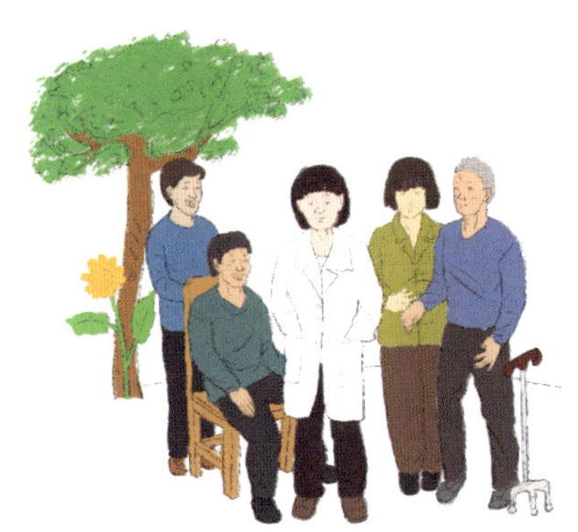

小组活动。

各式各样的小组活动

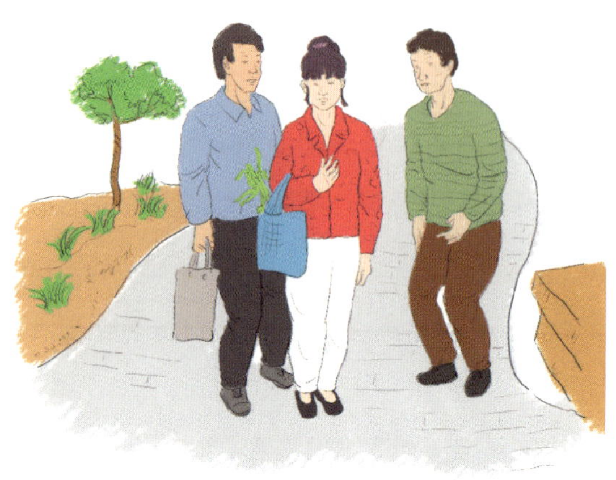

学习活动。

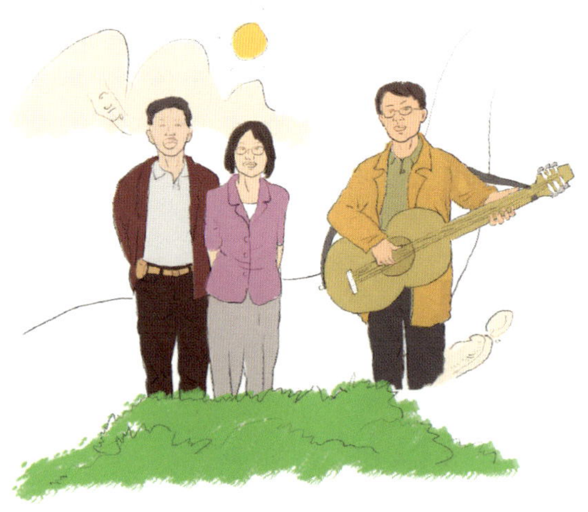

文艺活动。

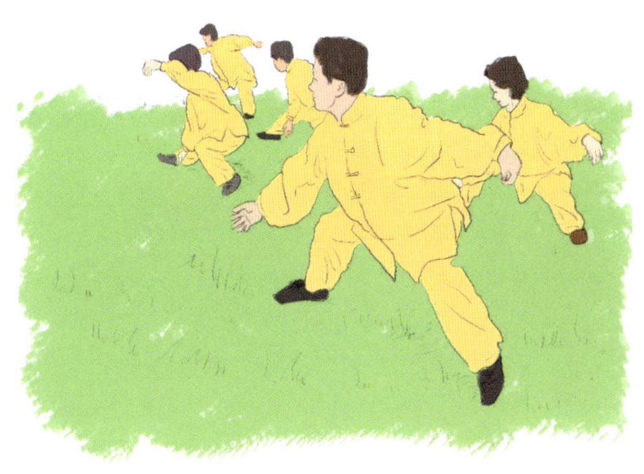

武术。

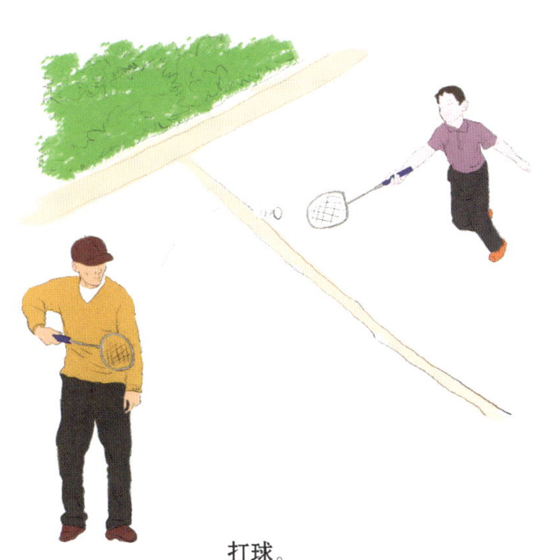

打球。

融入社会生活是慢性病管理的目标。

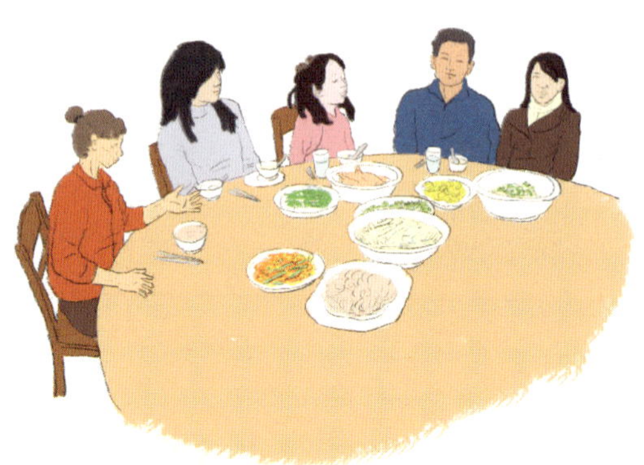

聚餐。

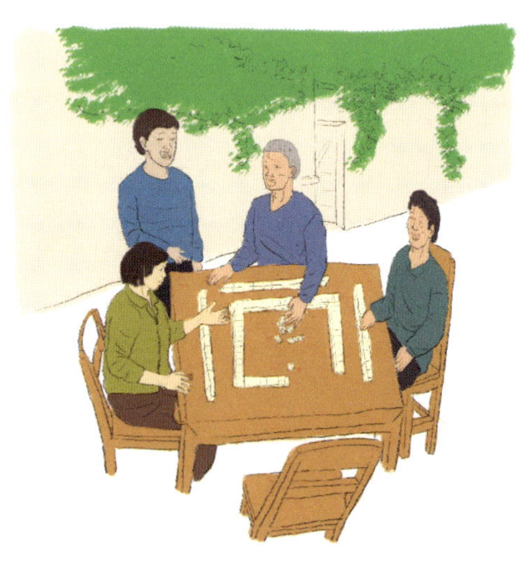

娱乐。

写给慢病管理小组负责人的话

世界银行集团（世界银行）与世界卫生组织（WHO）以及我国国家卫生健康委员会（卫健委）发布的报告指出，癌症、糖尿病、心血管疾病、慢性呼吸道疾病等慢性病已经成为中国人的头号健康威胁，其死亡人数占死亡总人数的比例超过80%，造成的经济负担占国家疾病总负担的比重达到68.6%。慢性病流行日益严重缘于中国近几十年来经历的社会、经济和环境变化，尤其是人口快速老龄化和一些健康风险因素，这些因素包括男性吸烟率高，摄入高脂、高盐的快餐食品和含糖软饮料，以及体力活动减少。

慢性病患者自我管理是发挥患者的潜能和提高生活质量的有效途径。培训自我管理的技巧，对患者控制慢性病有很大的帮助。

“自我管理小组”是慢性病自我管理的基本形式，组长可以是慢性病的患友，很多讨论内容可以从共同关心的问题开始：高血压患者的共同症状与危险因素、高血压患者的合理膳食；慢性病应当如何管理、如何服药；什么情况属于紧急状况，必须立即用医疗方法进行干预；制订行动计划，传播健康理念；建立健康的生活方式，采用科学的治疗方法。小组活动可以让患友从具体案例中体会到慢性病管理的重要性，吸取教训，改进不足。

总结

1. 慢性病患者要有自我管理的意识。

2. 慢性病患友之间要经常开展小组活动，分享经验，相互鼓励。

3. 慢性病患者要有长期应对慢性病的信心。

4. 慢性病患者在自我管理的同时需要实施医疗手段。

5. 自我管理针对的主要健康问题是：整体健康自评、疲劳、气短、疼痛、失能、情绪低落及社会活动与角色受限等。

6. 让大家互动，交流应付慢性病不适的经验与体会，共同体验战胜疾病的成就，并用身边的一些实例排解困惑。

7. 针对各种疼痛，尝试缓解的方法，如冥想、家务、聊天等转移注意力的活动。

8. 为了提高社区医生和慢性病患者关于“自我管理”的能力，要以互助互动的形式进行培训，讲授的自我管理技能要简单易懂，能够学以致用。

9. 慢性病自我管理可以使慢性病患友生活得更愉快、更阳光、更有尊严。

附 录

0-6岁残疾儿童基本康复服务目录（2019年版）

残疾类别	服务对象	服务项目	服务内容
视力残疾	符合条件的有康复需求的0-6岁视力残疾儿童	康复医疗	纳入当地基本医疗保险支付范围的视力康复医疗项目。
		康复训练	视功能、定向行走、感知觉补偿训练。
		辅助器具	助视器、盲杖等基本型辅助器具适配及使用训练。
		支持性服务	家长康复知识培训及家庭康复训练指导、心理疏导、康复咨询等服务。
听力残疾	符合条件的有康复需求的0-6岁听力残疾儿童	康复医疗	1.人工耳蜗植入手术。 2.其他纳入当地基本医疗保险支付范围的听力康复医疗项目。
		康复训练	听觉言语康复训练。
		辅助器具	1.人工耳蜗适配及使用指导。 2.助听器适配及使用指导。 3.耳模、电池等助听器辅助材料。
		支持性服务	家长康复知识培训及家庭康复训练指导、心理疏导、康复咨询等服务。

0-6岁残疾儿童基本康复服务目录（2019年版）

残疾类别	服务对象	服务项目	服务内容
肢体残疾	符合条件的有康复需求的0-6岁肢体残疾儿童	康复医疗	1.先天性马蹄内翻足等足畸形、脑瘫导致严重痉挛、肌腱挛缩、关节畸形及脱位等矫治手术。 2.其他纳入当地基本医疗保险支付范围的肢体康复医疗项目。
		康复训练	粗大运动功能、精细运动功能、认知能力、语言能力、生活自理能力和社会适应能力等训练。
		辅助器具	假肢、矫形器、轮椅、助行器、坐姿椅、站立架等基本型辅助器具适配及使用训练。
		支持性服务	家长康复知识培训及家庭康复训练指导、心理疏导、康复咨询等服务。
智力残疾	符合条件的有康复需求的0-6岁智力残疾儿童	康复医疗	纳入当地基本医疗保险支付范围的智力康复医疗项目。
		康复训练	认知、生活自理和社会适应能力等训练。
		支持性服务	家长康复知识培训及家庭康复训练指导、心理疏导、康复咨询等服务。
孤独症	符合条件的有康复需求的0-6岁孤独症儿童	康复医疗	纳入当地基本医疗保险支付范围的孤独症康复医疗项目。
		康复训练	沟通和社交能力、生活自理能力、情绪和行为调控等训练。
		支持性服务	家长康复知识培训及家庭康复训练指导、心理疏导、康复咨询等服务。

7岁以上残疾儿童和成年残疾人基本康复服务目录（2019年版）

残疾类别	服务对象	服务项目	服务内容
视力残疾	符合条件的有康复需求的7岁以上视力残疾儿童和成年持证视力残疾人	康复医疗	纳入当地基本医疗保险支付范围的视力康复医疗项目。
		康复训练	定向行走、生活技能及社会适应能力等训练。
		辅助器具	盲杖、助视器等基本型辅助器具适配及使用训练。
		支持性服务	导盲随行外出、心理疏导、社会融合活动、康复知识讲座等服务。
听力残疾	符合条件的有康复需求的7岁以上听力残疾儿童和成年持证听力残疾人	康复医疗	纳入当地基本医疗保险支付范围的听力康复医疗项目。
		辅助器具	助听器适配及使用指导。
		支持性服务	康复指导、心理疏导、手语翻译等服务。
肢体残疾	符合条件的有康复需求的7岁以上肢体残疾儿童和成年持证肢体残疾人	康复医疗	纳入当地基本医疗保险支付范围的肢体康复医疗项目。
		康复训练	日常生活能力、体能、社会适应能力等训练。
		辅助器具	假肢、矫形器、轮椅、助行器、坐姿椅、站立架、生活自助具、护理器具等基本型辅助器具适配及使用训练。
		支持性服务	康复知识与实用训练方法培训、心理疏导、社会融合活动、生活自理和居家护理指导、日间照料等服务。

7岁以上残疾儿童和成年残疾人基本康复服务目录（2019年版）

残疾类别	服务对象	服务项目	服务内容
智力残疾	符合条件的有康复需求的7岁以上智力残疾儿童和成年持证智力残疾人	康复医疗	纳入当地基本医疗保险支付范围的智力康复医疗项目。
		康复训练	认知、日常生活能力、职业康复和社会适应能力等训练。
		支持性服务	康复知识培训、家庭康复指导、心理辅导、社会融合活动、生活自理和居家护理指导、日间照料等服务。
精神残疾	符合条件的有康复需求的7岁以上精神残疾儿童和成年持证精神残疾人	康复医疗	纳入当地基本医疗保险支付范围的精神康复医疗项目（含药物、住院治疗）。
		康复训练	沟通和社交能力、日常生活能力、情绪和行为调控、职业康复、工（农、娱）疗和社会适应能力等训练。
		支持性服务	康复知识培训、家庭康复指导、心理疏导、生活自理和居家护理指导、社会融合活动、日间照料、随访等服务。

后记

按照《残疾人精准康复服务行动计划实施办法》，中国残疾人联合会康复部委托中国康复科学所下设的中国残联社会服务指导中心编制《残疾人精准康复服务行动康复协调员工作手册》。

残疾人协调员长期工作在残疾人服务一线，经常要面对残疾人和家属的各种需求，但由于缺乏专业资源和知识，有时感到心有余而力不足，难以为残疾人提供适切的服务。考虑到残疾人协调员的实际情况，本手册根据多年基层残疾人工作的经验，用通俗易懂的方式选取在社区和家庭可以开展并且实用有效的方法用讲故事的形式娓娓道来，配以简洁明快的图片将以人为本，以社区为基础的康复理念融入其中，重视、鼓励和发挥残疾人的优势和潜能，倡导自我管理，推动改善环境与态度，促进残疾人与家庭和社会的参与和融合。

本手册10本一套，包括偏瘫康复、脊髓损伤康复、脑瘫康复、孤独症康复、盲人定向行走、低视力康复、智力障碍康复、精神残疾康复、语言障碍康复及慢性病的自我管理等，涵盖基层常见障碍类型。在编写过程中不仅组织相关专家多次座谈研讨，同时注重内容的实用性，多次征询基层残疾人工作者、残疾人及残疾人家属的意见，力求“愿意看、看得懂、学得会、可操作”。

本书编写形式是一个尝试，其效果还有待发行后进一步验证。期待能够成为基层残疾人工作者实用的“工具”，为精准康复服务的有效落实、促进残疾人自理自立添砖加瓦。

2020年7月

图书在版编目（CIP）数据

看社区故事学慢性自我管理/ 中国残疾人联合会康复部编. --北京：华夏出版社有限公司，2020.10（2021.1 重印）

（残疾人精准康复服务行动康复协调员工作手册）

ISBN 978-7-5222-0009-5

Ⅰ. ①看… Ⅱ. ①中… Ⅲ. ①精神障碍－康复训练 Ⅳ. ①R749.09

中国版本图书馆 CIP 数据核字(2020)第 169554 号